ÉTUDE SUR LES EAUX

DE

LA BOURBOULE

REVUE CLINIQUE

PAR LE DOCTEUR

CHATEAU

Ancien chef de clinique de la Faculté de médecine à l'Hôtel-Dieu,
Président de la Société médicale du IIe arr. de Paris,
Membre de la Société d'hydrologie médicale, Médecin consultant à la Bourboule.

PARIS
VICTOR MASSON ET FILS
PLACE DE L'ÉCOLE-DE-MÉDECINE
1870

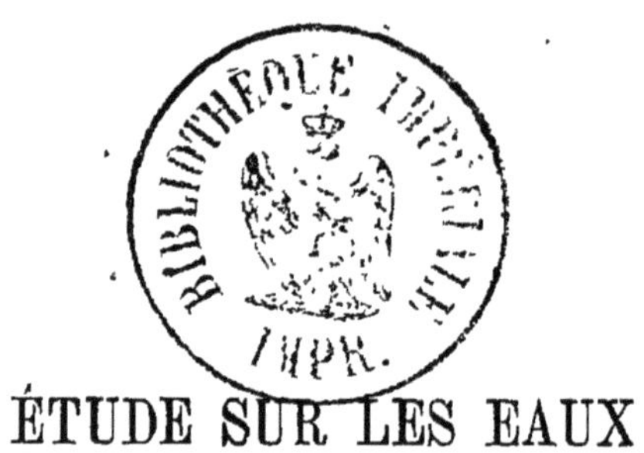

ÉTUDE SUR LES EAUX

DE

LA BOURBOULE

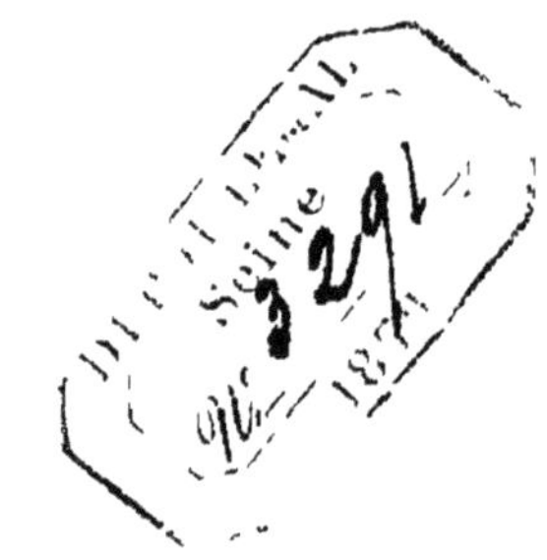

MÉMOIRE LU A LA SOCIÉTÉ D'HYDROLOGIE MÉDICALE
DANS SA SÉANCE DU 7 FÉVRIER 1870

Paris. — Imprimerie de E. MARTINET, rue Mignon, 2.

ÉTUDE SUR LES EAUX

DE

LA BOURBOULE

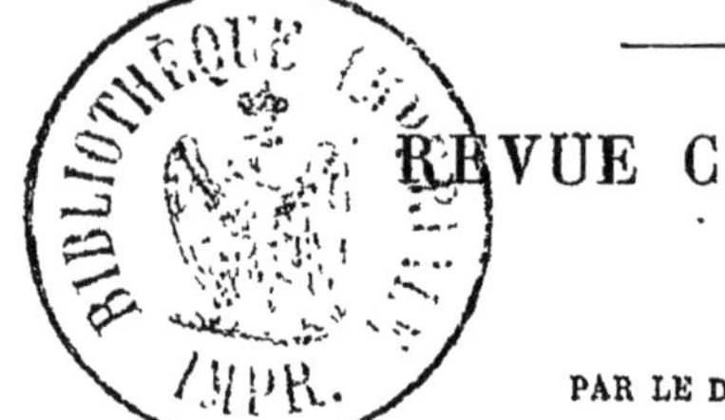

REVUE CLINIQUE

PAR LE DOCTEUR

CHÂTEAU

Ancien chef de clinique de la Faculté de médecine à l'Hôtel-Dieu,
Président de la Société médicale du IIe arr. de Paris,
Membre de la Société d'hydrologie médicale, Médecin consultant à la Bourboule.

PARIS

VICTOR MASSON ET FILS

PLACE DE L'ÉCOLE-DE-MÉDECINE

1870

INTRODUCTION

Depuis quelques années, l'attention du public médical s'est portée d'une façon toute particulière sur la médication arsenicale ; d'illustres praticiens, de savants médecins des hôpitaux, des professeurs distingués, ont trouvé, dans l'emploi de ce médicament, une ressource inconnue jusqu'ici, pour la guérison de certaines maladies.

Naturellement les succès obtenus par cette médication ont fait penser aux eaux arsenicales ; c'est alors que des sources jusqu'ici négligées, pour ainsi dire inconnues, et dont l'usage se bornait au traitement des populations voisines, se sont vues tout à coup recherchées et acquérir en peu d'années une importance qui ne fait que s'accroître de jour en jour. De tous les points de la France, on a vu s'élever de prétendues eaux arsenicales, dont l'analyse chimique démontrait à peine quelques traces, on a voulu attribuer les succès obtenus près de ces eaux à ce puissant métalloïde.

Loin de nous la pensée de nier tout ce qu'il peut y

avoir de fondé dans ces opinions, mais suivant l'exemple de l'illustre médecin de l'hôpital Saint-Louis, M. Bazin, nous pensons qu'il n'y a de vraiment arsenicales, que les eaux qui en contiennent assez pour en permettre le dosage d'une façon scientifique, et nous rejetons impitoyablement de cette classe toutes les eaux qui n'en contiennent que des traces inappréciables à l'analyse quantitative.

Nous ne nions point pour cela les succès obtenus, nous n'avons surtout aucune raison de mettre en suspicion les confrères honorables qui rapportent ces succès ; seulement nous croyons qu'il faut chercher dans un autre principe que l'arsenic la cause de ces guérisons. Il y a en France, et pourquoi ne pas le dire, en Europe, très-peu d'eaux franchement arsenicales, remplissant les conditions que nous demandions tout à l'heure ; une parmi celles connues jusqu'ici, nous a surtout paru digne de ce nom : ce sont les eaux de la Bourboule.

Ces sources connues depuis l'antiquité, et auprès desquelles on trouve encore des vestiges de routes et de constructions romaines, étaient complétement tombées dans l'oubli. Un des derniers inspecteurs du Mont-Dore, Michel Bertrand, en avait dit quelques mots dans son remarquable travail sur les eaux du Mont-Dore ; malgré cela, elles continuaient à végéter : on les employait avec succès dans le traitement des maladies de la peau et des rhumatismes, mais leur renommée ne passait pas les limites de la montagne.

Sous l'influence de ce revirement d'opinions sur la médication arsenicale, elles sont devenues tout à coup importantes ; les médecins de Paris ont commencé à y envoyer des malades, les succès ont encore accru leur réputation.

Sollicité par quelques amis, encouragé par quelques maîtres bienveillants, j'ai résolu d'aller pour moi-même étudier à la station les effets de ces eaux et vérifier si les succès que j'avais vus à Paris dans l'emploi de ces eaux à domicile se confirmeraient à la source ; c'est dans ce but que j'ai été cette année, 1869, faire une première saison médicale à la Bourboule. J'ai eu la chance d'y voir un assez grand nombre de malades, et je saisis cette occasion pour remercier mes honorables maîtres et mes confrères qui ont bien voulu m'encourager dans cette tâche toujours difficile au début.

Je ne crains pas de le dire, je reviens plus convaincu qu'à mon départ ; j'ai eu le bonheur de constater beaucoup de succès, je vais fidèlement raconter ce que j'ai vu : ce sera l'objet de ce premier mémoire.

J'ai eu l'honneur de lire ce travail devant la Société d'hydrologie de Paris ; je sais que quelques-uns de mes collègues ont trouvé peut-être un peu exagérée l'énonciation de ces succès, et que sans nier la véracité de mes observations, ils ont été tout prêts à voir en moi l'enthousiasme d'un néophyte : ceux-là je n'essayerai pas de les convaincre actuellement, les succès à venir de la station seront ma justification auprès d'eux ; je puis seulement leur dire qu'une partie des faits avancés, ont été controuvés par les confrères qui m'avaient envoyé ces malades, dont ils ont pu faire l'examen à leur retour de la Bourboule.

J'appellerai surtout l'attention du lecteur sur le dernier chapitre, qui renferme les maladies des voies respiratoires et principalement la phthisie ; c'est une innovation que j'ai eu l'honneur d'importer cette année à la Bourboule : les succès ont dépassé mes espérances. Je serai heureux de pouvoir compléter l'année prochaine par des observations nombreuses ce que je ne présente aujourd'hui que comme une simple appréciation, un premier pas pour l'application de ces eaux à cette terrible maladie.

ÉTUDE SUR LES EAUX
DE
LA BOURBOULE

REVUE CLINIQUE

CHAPITRE PREMIER

TOPOGRAPHIE

La Bourboule est un petit hameau du Puy-de-Dôme, dépendant de la commune de Murat-le-Quaire, à 6 kilomètres du Mont-Dore, et à 52 kilomètres de Clermont.

Elle est située à 840 mètres au-dessus du niveau de la mer, environ 250 mètres plus bas que le Mont-Dore, de sorte que la température y est plus constante, plus douce, et moins exposée à ces changements brusques qui rendent le Mont-Dore habitable seulement pendant les mois de juillet et d'août.

La vallée dans laquelle est située la Bourboule est large, espacée, arrosée par la Dordogne, ouverte de l'est à l'ouest suivant le cours de la rivière, et abritée au nord par une immense roche granitique, à la base de laquelle sont situés le village et les sources nombreuses dont nous parlerons tout à l'heure. Cette roche énorme protége la vallée contre les vents du nord, une chaîne de montagnes sur le versant opposé ferme la vallée au midi; au loin, à l'est, on aperçoit la chaîne des montagnes de l'Angle, dans lesquelles se trouve le mont Dore; enfin à l'ouest sont encore de hautes montagnes, sur le versant desquelles se dessine la belle route de Saint-Sauve et de La Queuille; de sorte que la vallée se trouve parfaitement encaissée de tous côtés, à l'abri des grands vents si fréquents dans la montagne. Pendant deux mois et demi que j'y ai habité cette année, j'ai pu constater une moyenne de température à peu près uniforme, 17 à 18 degrés centigrades, la plus forte température étant 29 degrés, et la plus faible 12 degrés, et encore cette dernière seulement le matin, dans les premiers jours de septembre.

Cette température plus douce est cause que l'on peut commencer la saison thermale un peu plus tôt qu'au Mont-Dore et la terminer un peu plus tard; néanmoins, je ne conseillerais pas d'envoyer des malades avant le 15 juin et d'y séjourner passé le 15 septembre; ce serait donc trois mois bien complets, pendant lesquels on peut faire la saison thermale. Trois routes distinctes, magnifiques et bien entretenues, conduisent de Clermont à la Bourboule; le voyage se fait facilement en six heures; le village contient actuellement quatre grands hôtels confortables, analogues à ceux du Mont-Dore, et chaque maison est transformée par les habitants en appartements meublés. Il y a de la place environ pour six cents baigneurs à la fois. Nous renvoyons pour plus amples détails aux guides spéciaux.

CHAPITRE II

DES SOURCES

Les sources de la Bourboule sont toutes situées sur la rive droite de la Dordogne, et elles émergent *encore* toutes aujourd'hui à la base de la montagne granitique sur laquelle est situé le village de Murat-le-Quaire. Je dis *encore*, parce que depuis les remarquables travaux de M. Lecoq, en 1828, le savant rapport de M. Lefort, en 1862, de nouvelles sources ont été creusées à la Bourboule ; on s'est un peu éloigné de la base de la montagne, et plus on s'est rapproché du centre de la vallée et du cours de la Dordogne, plus les sources ont été abondantes, plus leur thermalité a été augmentée ainsi que leur densité.

En 1828, M. Lecoq désigne six sources principales à la Bourboule, ce sont les sources :

Du Grand-Bain,
Du Petit-Bain,
Du Bagnassou,
Des Fièvres,
De la Rotonde,
Du Jardin.

Il en soumet deux à l'analyse chimique, le Grand-Bain et les Fièvres, et les reconnaît analogues aux eaux de Saint-Nectaire. En 1853, M. Thénard y trouve une quantité considérable d'arsenic, environ 20 milligrammes d'arséniate de soude par litre, et M. Lefort, plus tard, en 1857, réduit cette quantité à 15 milligrammes, quantité quinze fois plus considérable que celle reconnue dans les eaux du Mont-Dore et de Royat. En 1862, M. Lefort signale aussi six sources qui diffèrent peu de celles décrites par M. Lecoq, ce sont les sources :

Du Grand-Bain,
Du Coin,
Du Bagnassou,
De la Rotonde,
Des Fièvres,
Du Communal.

Outre ces sources principales, il y en avait une foule de petites, sans nom, que l'auteur ne décrit pas, les considérant comme des ramifications des premières.

Après l'important travail de M. Lefort, la description minutieuse de ces sources par M. Rotureau (1), je n'entreprendrai pas de les décrire de nouveau, ce serait une répétition que l'on pourrait considérer comme un travail inutile et rétrospectif. En effet, aucune de ces sources n'existe aujourd'hui. Depuis 1864, des travaux importants ont été faits à la Bourboule, des fouilles nombreuses ont été pratiquées et se continuent chaque année, des puits im-

(1) *Traité des eaux minérales de France*, par Rotureau. Paris. 1859.

menses creusés en plein tuf à 50 et 60 mètres de profondeur, fournissent de l'eau en abondance; ce n'est plus 14 ni 30 litres à la minute qu'il faut compter aujourd'hui, c'est par 200 et 400 litres à la minute que l'eau sort de ces puits principaux.

Je voudrais pouvoir donner une description détaillée de ces nouvelles sources; mais elles sont encore trop récentes et peu déterminées: les deux principales ont été découvertes pendant l'année 1869. M. Choussy, l'habile propriétaire d'une partie des Eaux, continue avec une opiniâtreté digne de réussite, de nouvelles recherches ; la concurrence des habitants du pays, l'espoir d'un gain rémunérateur, leur fait aussi faire des fouilles de leur côté. Je craindrais donc que la description faite cette année ne fût à recommencer l'année prochaine. Toutefois, à propos de ces sources nouvelles, je tiens à faire une petite rectification sur un fait annoncé dans plusieurs journaux pendant le mois de juillet dernier. Vous avez tous lu le fait miraculeux de cette source jaillissant inopinément avec une grande force sous la pioche des ouvriers, dans la commune de Murat-le-Quaire, non loin du Mont-Dore; il y a là une erreur qu'il importe de rectifier: le fait s'est passé à la Bourboule et non à Murat, non pas au mois de juillet mais le 12 avril 1869 dans un puits que faisait creuser M. Choussy, assez loin des sources primitives, et dans un but de recherches encore indéterminé. Arrivé à 43 mètres au-dessous du niveau du sol, un dernier coup de pioche fit jaillir une colonne d'eau tellement abondante que les ouvriers n'eurent que le temps de remonter. Le premier jet fut si violent que la sonde de l'ouvrier fut lancée à plus de 30 mètres en dehors du puits. A dater de ce jour, ce puits; profond de 40 mètres et large de 4, est toujours complétement rempli ; son débit d'eau a été estimé de 200 litres à la minute par l'ingénieur du département. Deux grandes pompes y ont été installées, et c'est lui qui, depuis, fournit avec abondance l'eau des bains, des douches et de la buvette à l'établissement Choussy. Sa température est de 54° ; deux degrés de plus que celle constatée dans les anciennes sources. Déjà à la suite de fouilles antérieures, un phénomène remarquable s'était produit à la Bourboule : une partie des sources connues et décrites par MM. Lefort et Rotureau avaient été taries ; à compter du jour de l'ouverture de ce puits, les dernières qui restaient, la Rotonde et les Fièvres, furent également taries. La nouvelle source appelée CHOUSSY, du nom de son propriétaire, fournit, comme je l'ai déjà dit, aux besoins de l'établissement. Deux autres sources un peu moins récentes, trouvées en 1864 et qu'à cause de leur situation on pourrait appeler sources de l'*Emboutillage*, continuèrent à fonctionner conjointement avec elle ; seulement l'une de ces dernières devint intermittente. Leur thermalité est beaucoup moins élevée : elles ne sont que de 27 degrés centigrades ; c'est elles qui, amenées dans un vaste réservoir en briques et gardées jusqu'au lendemain matin permettent, en les refroidissant, de donner les bains à une température supportable.

Depuis la découverte de la nouvelle source Choussy, d'autres ont encore été trouvées cette année; de celles-là nous par lerons peu, les conditions dans lesquelles elles ont été établies ne nous permettent pas de croire à leur permanence. Elles forment, avec l'ancienne source du Communal, un groupe à part, alimentant le deuxième établissement de la Bourboule. Nous ferons observer que toutes ces nouvelles sources ont été trouvées en s'éloignant de la montagne, et du lieu d'émergence des anciennes. Contrairement à l'idée formée jusqu'ici, nous croyons, avec beaucoup de personnes compétentes, que toutes ces sources différentes viennent d'une seule et même origine, que le lac souterrain qui les alimente est situé au centre de la vallée, entre la couche de granit et la couche de tuff, ce qui est démontré par la profondeur de plus en plus grande qu'il faut creuser pour arriver jusqu'à l'eau. A la base de la montagne on la trouve à 43 mètres; 6 mètres plus loin vers le centre, il faut aller à 53 mètres ; 3 mètres encore plus loin on a dû descendre à 56; si l'on se rapprochait encore du centre de la vallée, tout près de la rivière, il faudrait probablement creuser à 60 ou 80 mètres. Aujourd'hui toutes les sources sont sur la rive droite de la Dordogne ; je ne serais pas éloigné de croire que si l'on faisait des fouilles sur la rive gauche, on en trouverait également.

Ici il s'agirait d'expliquer comment les anciennes sources arrivaient avec des températures et des compositions différentes, ce qui pouvait autoriser à croire qu'elles n'avaient pas la même origine : l'explication n'est pas aussi difficile qu'on pourrait le croire. Observons d'abord que ces eaux coulaient naturellement, que jamais aucuns travaux, aucuns puits, n'avaient été creusés pour aller à leur recherche; on les avait captées plus ou moins grossièrement à l'endroit où elles jaillissaient. Une fois captées on les avait entourées d'un bâtiment ou plutôt d'une cabane rustique, à laquelle on avait donné le nom pompeux d'*établissement thermal.*

Si l'on veut bien admettre un instant que ces eaux n'arrivaient à la surface du sol que par infiltration, et par une espèce de régurgitation, de bas en haut, on se rendra facilement compte que, suivant qu'elles traversaient une nappe d'eau froide ou une couche de terrains diversement composés, elles devaient, suivant ces circonstances, avoir une température variée et une composition pas toujours identique ; cependant, sauf quelques légères modifications chimiques, les six sources, anciennement connues, ne variaient que très-peu dans leurs principaux éléments ; elles étaient toutes bicarbonatées sodiques et toutes arsenicales. De là, à l'hypothèse d'une origine commune, il n'y a qu'un pas. Cette origine était du reste admise par les auteurs qui se sont occupés de ces eaux. Il y en a même qui admettent la même origine pour toutes les eaux de l'Auvergne, et comme on trouve les eaux d'Ems, en Allemagne, analogues à celles de l'Auvergne, rien ne s'oppose, en poussant l'hypothèse plus loin, d'admettre un plus large bassin souterrain, et une communication quelconque entre ces diverses eaux. Ce sont des questions de géologie que nous ne voulons pas débattre ici, elles nous emmèneraient trop loin : nous n'avons voulu que les indiquer.

PROPRIÉTÉS PHYSIQUES.

Ces eaux sont transparentes, incolores, d'une odeur fade, d'une saveur styptique astringente, légèrement acidulées, fortement salées et ressemblant pour le goût à du bouillon de veau très-salé. Si l'on examine l'eau à la surface du nouveau puits Choussy, l'aspect en est un peu moins transparent, la saveur styptique vous saisit davantage, on y perçoit une odeur fade et un arrière-goût d'hydrogène sulfuré, dont la présence a déjà été constatée dans le travail de M. Lefort; on voit aussi à la surface une grande quantité de bulles, formant un bouillonnement considérable dû à un dégagement d'acide carbonique. Il y aura lieu plus tard d'examiner si l'on ne devra pas tirer profit du dégagement de cet acide pour un emploi thérapeutique; c'est, du reste, l'idée de M. Choussy; nous tâcherons de la mettre bientôt en pratique.

La densité, comme je l'ai déjà dit, est un peu augmentée comparée à celle prise par M. Lefort. En moyenne je l'ai trouvée entre 1 degré et 0°,50.

TEMPÉRATURE.

La température, prise plusieurs fois pendant la saison, dans le puits Choussy, m'a toujours donné 54°,6; au robinet des baignoires et à la buvette, après un parcours de 100 mètres environ dans des tuyaux de cuivre, j'ai trouvé 52 ou 51 degrés, suivant que j'étais plus ou moins éloigné du réservoir.

La température des deux sources de l'Embouteillage est de 27 degrés centigrades et la densité de 1°,3. J'ai déjà dit que leur débit était intermittent. Le débit du puits nouveau étant évalué à 200 litres à la minute, on a, en produit moyen, 288 000 litres par vingt-quatre heures.—A 300 litres par bain, cela permettrait de donner 900 bains par jour, et je n'évalue pas dans ce chiffre l'eau fournie par les deux petites sources de l'Embouteillage et de la petite source du Bagnassou, la seule des anciennes qui persiste encore, et dont, faute de besoin, on laisse actuellement perdre l'eau dans la Dordogne. Nous voyons ici, par cette augmentation de chaleur et de débit, que ce dernier augmente en raison directe de sa température. Ce résultat avait déjà été constaté par M. Lefort dans ses expériences sur les eaux minérales.

Je ferai remarquer encore qu'une partie des vœux de M. Lefort, relativement à la Bourboule, a été amplement satisfaite, et que nous sommes bien au-dessus des 50,000 litres par jour, qu'il trouvait déjà insuffisants en 1862.

PROPRIÉTÉS CHIMIQUES.

Il s'agirait maintenant d'établir le rapport de la température avec le degré de minéralisation des sources et d'en établir aussi l'analyse quantitative; outre qu'il serait plus que prétentieux, après M. Lefort, de recommencer ce travail, ce que je disais au commencement de ce mémoire relativement à la description des sources, je le répète ici relativement à leur composition. Tout est nouveau actuellement à la Bourboule : chaque jour on creuse, on fouille, on cherche; un puits creusé amène le tarissement d'un autre, et réciproquement; tout est indéterminé; ce que M. Lefort a trouvé comme composition chimique doit probablement être encore exact aujourd'hui, si, comme moi, on veut admettre une communauté d'origine, un bassin-mère, fournissant autrefois toutes les petites sources et alimentant aujourd'hui tous les puits que l'on a creusés ou que l'on creusera dans la suite à la Bourboule. Dans ces circonstances, il m'a paru préférable d'attendre; néanmoins, désireux, pendant la saison, de satisfaire l'esprit inquiet de certains malades qui prétendaient qu'on leur faisait l'application d'eaux dont on ne connaissait pas exactement la composition, sachant qu'ils voulaient surtout savoir si ces eaux contenaient encore de l'arsenic, je me suis, avec mon honorable confrère de la Bourboule, le docteur Pradier, de Clermont, livré à la recherche de ce métalloïde. Après avoir mis 200 grammes d'eau du *puits Choussy*, dans un appareil de Marsh, nous avons obtenu de très-belles taches arsenicales en quantité notable, et qui ont été reconnues telles par un de nos amis, chimiste distingué, de passage à la Bourboule. Nous avons constaté également la présence en quantité considérable de chlorure de sodium et des traces d'acide sulfhydrique, en répétant les expériences de M. Lefort. Nous n'avons pas poussé plus loin nos expériences. Une analyse plus sérieuse sera probablement faite l'année prochaine; peut-être la Société d'hydrologie jugera-t-elle important d'en charger sa commission. J'ai prouvé que ces eaux étaient toujours arsenicales et chlorurées; je ne doute pas que les travaux récemment entrepris à la Bourboule ne continuent à les faire toujours ranger dans la classe des eaux minérales *chlorurées bicarbonatées sodiques*, admises par MM. Le Bret, Lefort et Durand-Fardel, classification à laquelle je voudrais voir ajouter le mot *arsenicales*, en attendant qu'on ait fait une classe spéciale des *eaux arsenicales*, ce qui ne peut tarder d'arriver.

CHAPITRE III

DES ÉTABLISSEMENTS DE LA BOURBOULE

Je demande la permission d'être très-bref à cet égard : depuis le mémoire de M. Lefort et la visite de M. Rotureau, d'importantes annexes ont été ajoutées à l'ancien établissement, mais tout cela est encore à l'état si rudimentaire que j'aime mieux remettre à plus tard cette description lorsqu'un établissement plus digne du rôle qu'est appelée à jouer la Bourboule dans les stations minérales aura été construit. Nous avons sous les yeux des projets grandioses ; faisons des vœux pour leur prompte exécution. Néanmoins je ne voudrais pas laisser subsister dans votre esprit qu'il n'y a pas en ce moment à la Bourboule toutes les ressources de balnéation la plus recherchée. Avec ses modestes établissements, la Bourboule peut offrir aujourd'hui, aux baigneurs, 22 cabinets de première classe, 2 cabinets de luxe et 20 cabinets de deuxième classe. — En supposant six heures de service le matin et trois heures le soir, cela nous fait une moyenne de 378 bains à offrir aux malades ; et, en cas de presse, rien ne peut empêcher de doubler le service, et d'avoir ainsi une moyenne de 800 bains chaque jour, l'eau étant plus que suffisante pour 1200. Chaque cabinet est muni d'une baignoire en lave du pays, et fourni de douches de toutes espèces; jusqu'à présent les douches étaient exclusivement chaudes; des mesures ont été prises cet hiver par M. Choussy pour qu'à la saison prochaine quelques cabinets soient munis de douches froides, application qui trouvera sa place dans le traitement des chloroses et des anémies. Enfin, une dernière remarque : ces cabinets sont aujourd'hui très-bien fermés, meublés convenablement et fort bien éclairés; les cabinets de luxe sont précédés d'un petit salon fort confortable; les baignoires sont en fonte émaillée, et l'apareil à douches des plus complets.

SALLE D'INHALATION ET DE PULVÉRISATION.

Dès la saison dernière M. Choussy a bien voulu, sur ma demande, créer une petite salle d'inhalation : on s'est servi de petits appareils pulvérisateurs portatifs de M. Capron, et nous en avons retiré de grands biens dans le traitement des laryngites, des pharyngites granuleuses, des emphysèmes pulmonaires et des affections scrofuleuses des yeux et des oreilles. Cette année nous aurons une grande amélioration. M. Choussy construit, en ce moment, une vaste salle spéciale et des tables de marbre, commandées à Paris, recevront les systèmes les plus nouveaux d'inhalation et de pulvérisation.

SALLES DE VAPORISATION.

Nous n'avons pas à la Bourboule des salles de vaporisation comme au Mont-Dore; cependant il nous a fallu suppléer à cette salle pour le traitement des voies respiratoires, et voici ce que M. le docteur Pradier et moi avons inventé conjointement : mettant à profit le petit réservoir à douches dont est muni chaque cabinet de bains à sa paroi supérieure, nous avons luté, à son orifice inférieur, un large arrosoir dont nous avons dirigé les jets sur des planches inclinées à 35 et 45 degrés. Par ce moyen, nous avons obtenu des salles de pulvérisation d'eau chaude bien supérieures aux salles ordinaires ; la température de ces petites étuves au bout de cinq minutes était à 35 degrés centigrades et quelquefois à 45 degrés. Elles nous ont paru avoir de grands avantages sur les salles de vaporisation en commun, chaque malade pouvant avoir sa petite étuve particulière ; et nous évitions le reproche fait à l'établissement voisin de ne faire respirer que des vapeurs d'eau privée de ses sels minéraux. Nous laissions nos malades environ vingt minutes dans ces étuves et nous en avons retiré les plus grands avantages. Je me propose de l'appliquer cette année au traitement de certaines dermatoses, je ne doute pas d'y avoir le même succès. Reste la question de l'absorption médicamenteuse par la surface de la peau, question trop vaste, encore à l'ordre du jour de la Société d'hydrologie, et qu'il ne m'appartient pas de soulever en ce moment.

CHAPITRE IV

DE L'USAGE DES EAUX

Les eaux de la Bourboule se prennent à l'intérieur en boisson, à l'extérieur en bains, demi-bains, douches de toute espèce et pulvérisation.

Usage extérieur. — *Des bains.* — Ils se donnent depuis 30 degrés centigrades jusqu'à 35 degrés. On ne va guère au delà aujourd'hui. Leur durée moyenne varie de 20 à 45 minutes.

Des douches. — Les douches se donnent soit avant, soit après le bain, soit même pendant le bain quand il s'agit de la partie supérieure du corps. Jusqu'à cette année la coutume à la Bourboule était de donner les douches avant le bain, je me suis fortement élevé contre cette coutume et en voici la raison. Les douches ne sont jamais à une température inférieure à 50 degrés centigrades ; leur durée variant de cinq à quinze minutes, il ne m'a pas semblé logique qu'un malade venant de subir cette haute température de 50 degrés, fût immédiatement soumis à cet abaissement de température d'un bain de 30 à 35 degrés. J'ai eu peur d'un refroidissement trop subit et de ses conséquences pathologiques. Mes malades prenaient d'abord le bain, la douche ensuite ; seulement j'exigeais qu'ils fussent reportés à domicile, dans la chaise à porteur, revêtus de vêtements de grosse flanelle et couchés pendant une heure ou deux ; par ce moyen, j'ai obtenu de grandes sudations, ce qui n'est pas à dédaigner dans le traitement des dermatoses, des affections rhumatismales et quelquefois aussi des affections thoraciques chroniques.

Durée de la saison. — La durée de la saison à la Bourboule est de vingt à trente jours ; j'ai vu deux ou trois malades ne pouvoir aller au delà de seize à dix-sept : c'est l'exception ; de même rarement ils peuvent aller au delà de vingt-cinq.

A ce moment commence la période de saturation, dont nous parlerons tout à l'heure à propos de l'effet thérapeutique.

Quand on a besoin de faire subir aux malades un traitement plus long, on coupe la saison en deux par un repos de dix jours.

DE L'USAGE INTERNE DES EAUX.

Les eaux de la Bourboule se prennent aussi en boisson. On commence par administrer au malade un demi-verre le matin, autant le soir, en augmentant successivement la dose, jusqu'à deux verres matin et soir, c'est le maximum. Les autres années, m'a-t-on dit, les malades pouvaient boire jusqu'à quatre et cinq verres par jour, quelques-uns même ont pu aller jusqu'à sept. La saison dernière ils n'ont pu boire au delà de trois, rarement de quatre ; cela tient probablement à la minéralisation, qui a dû augmenter en même temps que la température.

EFFETS PHYSIOLOGIQUES.

Les effets physiologiques peuvent être rangés en deux classes : 1° ceux produits sur le système gastro-intestinal; 2° ceux produits sur le système nerveux. Presque toujours ces actions ont lieu simultanément. Vers le troisième ou le quatrième jour du traitement, quelquefois avant, alors que le malade n'a encore bu qu'un verre ou deux tout au plus chaque jour, il s'aperçoit d'une inappétence extraordinaire ; il a une certaine répugnance pour les aliments, les garde-robes deviennent plus rares et souvent vers le sixième jour la constipation est opiniâtre. J'ai souvent fait cesser cet état en doublant la dose de boisson le matin ; chez quelques-uns j'ai dû avoir recours à un léger purgatif. Chez presque tous, cette constipation fait place à une légère diarrhée qui cesse d'elle-même dès que la tolérance s'est établie, c'est-à-dire vers le septième ou le huitième jour. J'ai eu une malade cette année, qui dès qu'elle prenait un seul verre d'eau avait immédiatement une diarrhée cholériforme; j'ai été obligé de suspendre entièrement le traitement. Plusieurs faits analogues ont déjà été rapportés par les auteurs qui ont écrit avant moi sur la Bourboule ; ils ont presque vu là une entérite toxique; néanmoins on ne doit pas ranger ces eaux parmi les eaux purgatives. Elles sont altérantes, en même temps reconstituantes, ainsi que le prouvent les nombreux faits thérapeutiques que nous avons sous les yeux.

EFFETS SUR LE SYSTÈME NERVEUX.

En même temps que l'effet se produit sur le canal gastro-intestinal, les malades éprouvent une espèce de langueur générale; une torpeur peu habituelle, quelques-uns même des envies de dormir immédiatement après les repas ; la moindre marche les fatigue, et, malgré les sites pittoresques du pays, ils ont une espèce d'horreur pour tout mouvement : cela arrive presque toujours au début du traitement. Quelques malades parviennent à secouer cet état au bout d'un ou deux jours ; chez d'autres, il faut leur faire violence, les forcer à marcher, et alors, après une demi-heure d'exercice, ils se sentent beaucoup mieux. Ces phénomènes ne persistent pas au delà de trois à quatre jours, puis l'appétit reparaît, plus fort qu'avant l'arrivée à la Bourboule, les forces reviennent et les malades sont étonnés de pouvoir marcher beaucoup plus longtemps qu'ils n'en avaient l'habitude et de pouvoir escalader facilement les montagnes voisines. Bientôt ils vont même à cheval, et nous avons été obligé souvent, dans l'intérêt du traitement, de modérer leur ardeur. Pourtant un de nos malades a vu cet état de prostration persister chez lui jusqu'au quatorzième jour, il n'a repris sa vigueur que vers les six derniers jours ; et si nous l'avions laissé faire, il eût certainement prolongé un traitement que nous avions eu toutes les peines du monde à l'empêcher d'abandonner.

Du dix-huitième au vingt-cinquième jour, les phénomènes de saturation commencent à se montrer, l'inappétence reparaît, en même temps la langue devient saburrale, puis la diarrhée avec le dégoût et la prostration des premiers jours.

Dans ces conditions, il faut immédiatement cesser et quitter le pays.

Un malade, affecté d'eczéma, qui en était à sa troisième année de la Bourboule, et qui, les saisons précédentes, avait pu supporter trente et même trente-cinq jours de traitement, ne put aller cette année au delà de dix-huit bains. Après avoir suspendu pendant deux jours, il dut, sur mon conseil, regagner son domicile le vingtième jour : il en était aussi étonné que moi. J'ai été témoin également de deux faits semblables chez deux autres qui, comme lui, n'ont pu cette année supporter ni la même dose de boisson ni le même nombre de bains que les années précédentes. A quoi faut-il attribuer ce défaut de tolérance? Est-ce à l'accroissement de minéralisation et de thermalité des eaux, ou bien à la saturation arrivée plus promptement chez eux et causée par une diminution de l'état morbide. C'est une question que je me réserve d'examiner dans la suite.

EFFETS THÉRAPEUTIQUES ET PATHOLOGIQUES.

Nous allons les examiner, en passant brièvement en revue les divers groupes de malades que j'ai eu l'occasion d'examiner cette année à la Bourboule.

Dans cette revue j'ai cru devoir adopter l'ordre suivant :

1° Affections de la peau ;

2° Affections rhumatismales ;

3° Affections produites par lésions de nutrition y compris les diathèses ;

4° Affections chroniques des voies respiratoires.

CHAPITRE V

DES AFFECTIONS CUTANÉES

Les médecins n'ont pas encore l'habitude d'envoyer à la Bourboule toutes les affections de la peau. Jusqu'à présent on s'est borné à y envoyer les affections squameuses; je crois que c'est une erreur et que les autres affections cutanées, particulièrement les affections vésiculeuses, réussiraient aussi bien que celles-ci, dont le succès est aujourd'hui incontestable à la Bourboule.

J'ai donc surtout eu à observer des *psoriasis* en grand nombre, quelques *pityriasis* et quelques *eczémas*: commençons par le *psoriasis*. J'en ai observé 8 cas. Le premier qui datait de quinze ans et s'était montré rebelle à toutes les eaux minérales sulfureuses et iodées de France et d'Allemagne a été complétement guéri après trente jours de traitement (voy. observ. I). Deux autres cas de psoriasis (observ. III et V) ont été aussi radicalement guéris après vingt et vingt-cinq jours de traitement. Le malade de la cinquième observation revenait pour la troisième fois à la Bourboule. Deux autres, malades depuis trois ans, et qui avaient, comme notre premier malade, vainement cherché un soulagement à d'autres stations minérales, ont éprouvé une grande amélioration après un traitement de trente-cinq jours en deux reprises (observ. II et IV).

Je donne à la fin de ce chapitre toutes ces observations. Le traitement pour tous ces malades a consisté en bains à 35 degrés centigrades pendant 45 minutes, suivis immédiatement de douches pendant 5 minutes; tous ont, en même temps, bu de deux à trois verres d'eau minérale par jour.

OBSERVATION PREMIÈRE.

Psoriasis du cou, du coude gauche et de la jambe droite; trente jours de traitement. — Guérison.

M. Z..., de Varsovie, âgé de trente ans, malade depuis l'âge de quinze ans, a vu son affection occuper successivement toutes les régions du corps; il a eu une syphilis intercurrente, et a usé tour à tour de tous les traitements et de toutes les eaux minérales, iodées, sulfureuses, etc. Il arrive à la Bourboule le 30 juillet 1869, sur les indications de M. le professeur Hardy. Je constate à son arrivée une forte plaque de psoriasis à la région postérieure du cou, une autre au coude gauche, une troisième à la partie postérieure et externe de la jambe droite. Je le soumets au traitement suivant : bain à 35 degrés centigrades, une demi-heure chaque jour; douches en arrosoir à 52 degrés pendant cinq minutes après le bain; boisson, un demi-verre le matin, autant une heure avant le dîner, en augmentant un peu la dose tous les jours. Il n'a jamais pu supporter plus de deux verres par jour; dès qu'il voulait en prendre un troisième il était immédiatement pris de cardialgie et de diarrhée. Le 30 août, après trente jours de traitement, il part complétement guéri. Je ne l'ai pas revu depuis, et ne sais s'il a eu une récidive, cas si fréquent dans ce genre d'affection.

OBSERVATION II.

Psoriasis guttata de la face, des membres inférieurs et des fesses; trente-six jours de traitement. — Amélioration.

Mademoiselle X..., de la Haute-Marne, dix-neuf ans, malade depuis neuf ans, envoyée par M. le docteur Bazin, de Paris, a essayé un traitement aux eaux sulfureuses sans avoir ressenti aucun soulagement. Elle vient pour la première fois à la Bourboule le 1er août 1869.

Traitement. — Bains d'une demi-heure à 32 degrés centigrades, douches de cinq minutes à 52 degrés, deux verres de boisson par jour, trente-six jours de traitement, cinq jours d'intervalle entre le vingtième et le vingt et unième bain. Elle part considérablement améliorée : je l'engage à revenir l'année prochaine. M. le docteur Bazin, qui l'a revue à son passage à Paris, a constaté l'amélioration, et l'a engagée à continuer la médication arsenicale chez elle.

OBSERVATION III.

Psoriasis de la région cervicale et du pli du coude ; vingt jours de traitement. — Guérison à la Bourboule, légère récidive à Paris. — Guérison.

M. Y..., de Paris, célibataire, âgé de trente-cinq ans, malade depuis trois ans. Avant son arrivée à la Bourboule, a essayé sans succès divers traitements : bains amidonnés et sulfureux, iodure de potassium, à l'intérieur et à l'extérieur. A son arrivée le 12 août je constate une plaque assez étendue de psoriasis à la région cervicale et au pli du coude droit. Pendant vingt jours il se soumet à mon traitement ordinaire : bains d'une demi-heure à 32 degrés, douches de cinq minutes à 52 degrés, deux verres de boisson par jour. Le vingt et unième jour il part de la Bourboule entièrement guéri. Après un mois, je le revois à Paris avec une légère récidive dont je suis bientôt maître avec la reprise des eaux de la Bourboule à l'intérieur et l'usage de la glycérine iodée à l'extérieur. Je l'ai revu souvent depuis, la guérison s'est maintenue.

OBSERVATION IV.

Psoriasis inveterata de la face, du cou, des oreilles et des mains. Amélioration.

M. L..., du Brésil, trente ans, malade depuis trois ans, est un des spécimens les plus beaux que l'on puisse voir de cette affection. Son visage et ses mains présentent un amas de squames versicolores des plus désagréables, et qui tombent à chaque instant sur ses vêtements. Il vient en France pour se faire soigner, fait quarante-six jours de traitement avec un repos de dix jours, entre le vingt-cinquième et le vingt-sixième bain ; il part de la Bourboule avec une grande amélioration et se propose de revenir faire une autre saison l'année prochaine.

OBSERVATION V.

Psoriasis lichénoïde de la face et des extrémités ; trente-cinq jours de traitement. — Guérison.

M. L..., de Paris, quarante-cinq ans, est venu il y a deux ans à la Bourboule et a obtenu une première guérison ; récidive l'année dernière ; il revient cette année pour la troisième fois et part après trente-cinq jours de traitement complétement guéri.

OBSERVATION VI.

Psoriasis de la face et des membres inférieurs. — Guérison.

M. J..., de Belfast (Irlande), malade depuis quinze ans ; troisième saison à la Bourboule, revient cette année pour une très-légère récidive, et plutôt comme visite de remercîments que pour se soumettre à un nouveau traitement dont il pourrait réellement se passer. Les années précédentes, il a pu supporter trente-cinq jours de traitement et boire cinq à sept verres d'eau par jour. Cette année, soit que son organisme, débarrassé par les saisons antérieures de son principe morbide, fût plus sensible à l'action des Eaux, soit que ces dernières eussent augmenté dans leur minéralisation, toujours est-il que notre malade ne put supporter durant son nouveau séjour à la Bourboule plus de trois verres de boisson par jour, et que le dix-neuvième jour de son traitement, voyant chez lui des phénomènes de saturation complète, je dus le renvoyer au plus vite en Irlande. J'ai déjà parlé de ce malade en traitant de l'action physiologique des Eaux. Alors je disais quelques mots des embarras gastriques qui surviennent quelquefois pendant le cours d'une crise et nous forcent de suspendre le traitement pendant quelques jours.

Cette dernière observation et la précédente offrent des exemples de récidive que l'on voit si souvent dans les psoriasis. Rarement ils guérissent après une première saison ; il faut revenir deux fois, souvent même trois fois à la Bourboule. Mais qu'est-ce que trois ans pour une affection qui jusqu'à présent était pour ainsi dire réputée incurable? Heureux sont les malades à qui l'on peut promettre un tel succès en persévérant dans le traitement ; plus heureux encore est le médecin qui croit pouvoir l'assurer.

Je ne veux pas terminer ce qui a rapport au psoriasis sans mentionner deux cas remarquables de psoriasis du cuir chevelu, radicalement guéris après vingt-cinq jours de traitement à la Bourboule.

OBSERVATIONS VII ET VIII.

Psoriasis du cuir chevelu.

J'ai observé ces deux cas chez la mère et la fille, deux habitantes de la montagne : la mère âgée de trente-quatre ans, la fille de quatorze. Chez la mère, blonde, et d'un tempérament lymphatique et nerveux, ce psoriasis du cuir chevelu datait de cinq ans et était compliqué d'anémie et d'hypochondrie. Malgré un traitement suivi l'année dernière à la Bourboule, il y avait eu pendant l'hiver une récidive qui nous l'avait ramenée cette année. Je dus modifier un peu le traitement suivi l'année dernière par un de mes honorables confrères. Elle prit chaque jour un bain à 32 degrés, pendant vingt minutes, et une douche en arrosoir, sur la tête, à 52 degrés, pendant dix minutes. Malgré cette température élevée elle pouvait supporter très-facilement cette douche sans accidents, et plusieurs fois je dus en faire abréger la durée malgré elle. En outre, elle prenait deux verres de boisson chaque jour. A la fin de la saison elle eut, comme phénomènes critiques, quelques pustules d'ecthyma et trois ou quatre furoncles sur le corps, qui disparurent quelques jours après la cessation du traitement. La jeune fille, âgée de quatorze ans, blonde et lymphatique, comme sa mère, atteinte de la même affection depuis un an seulement, fut soumise sans inconvénient au même traitement et partit aussi guérie, après vingt-cinq jours de traitement, sans avoir eu ni pustules ni furoncles.

A ces observations de *psoriasis*, je joindrai deux cas d'*eczéma* que j'ai eu lieu d'observer cette année ; en général les *eczémas* ne viennent pas à la Bourboule ; les médecins les envoient, soit à Royat, soit à Uriage, ou aux eaux sulfureuses ; ce que j'ai vu me fait penser que l'*eczéma* réussirait encore mieux que le *psoriasis*. Les deux malades qui font le sujet de ces observations avaient inutilement fait cette année même une saison à Royat.

OBSERVATION IX.

Eczéma lichénoïde de la face, du tronc et des membres.

M. A..., de Paris, âgé de soixante-deux ans, ancien caissier dans une administration, vie très-sédentaire, malade depuis vingt ans, a essayé pendant sa longue maladie toutes les eaux minérales, et même cette année il n'arrive à la Bourboule qu'après avoir inutilement passé par Royat. On peut dire qu'il a un *eczéma lichénoïde* général sur toute la surface du corps ; les démangeaisons sont insupportables, le grattage et la desquamation continuels, les excoriations fréquentes et nombreuses ; les nuits sont sans sommeil et les journées très-pénibles. Les premiers jours je lui donne seulement des bains à 35 degrés, durée une demi-heure, et deux verres de boisson. Au bout de quatre jours, amélioration très-sensible, démangeaisons beaucoup moins fortes ; je permets des douches très-faibles, pendant dix minutes avant le bain. (Ordinairement je donne les douches après le bain ; ici le malade les a prises avant par une circonstance indépendante de ma volonté.) Pendant vingt-neuf jours mon malade suivit ce traitement ; il partit considérablement soulagé, regrettant de n'avoir pas connu nos eaux plus tôt et le temps perdu ailleurs.

OBSERVATION X.

Eczéma des bras et des jambes.

Le deuxième cas est celui d'un jeune collégien, quatorze ans, primitivement envoyé à Royat. Au bout de quinze jours de traitement à *cette station*, sans aucune amélioration, son père, un de nos confrères distingués de Paris, se décide à le conduire à la Bourboule ; quatre ou cinq jours après, la démangeaison était complétement disparue. Malheureusement il vint à la fin de la saison et je ne pus suivre jusqu'au bout son observation. Je me borne à constater la grande amélioration survenue après quelques jours de traitement. Ce malade était confié aux soins éclairés de mon ami, le docteur Pradier.

PHÉNOMÈNES PATHOLOGIQUES.

Pendant le cours du traitement de ses affections cutanées, voici les principaux phénomènes que j'ai remarqués : Dès le premier bain, le malade éprouve un grand soulagement, qui ne persiste malheureusement que pendant deux ou trois heures. Dès le cinquième bain, la cuisson, les démangeaisons tendent à disparaître, et les insomnies diminuent. J'ai vu pourtant des malades chez qui les douleurs vives et les démangeaisons persistaient jusqu'à la fin du traitement. Chez eux la marche et l'exercice étaient très-limités ; dès qu'ils voulaient faire une course un peu longue il se produisait de nombreuses excoriations qui les forçaient bientôt à renoncer à toute excursion. Ils doivent même, s'ils sont prudents, s'abstenir d'aller à cheval. En effet, dès le quatrième ou cinquième jour de traitement les squames tombent, et les malades qui viennent pour la première fois sont tout étonnés de ce résultat. Ils se livrent à la joie, ils se croient en partie guéris ; les vieux récidivistes savent très-bien que ce n'est là qu'une première période. Ils ont tout simplement fait peau neuve, mais c'est une peau dépourvue de son épiderme ; il va bientôt renaître à son tour, mais il ne sera pas encore parfait : avec lui renaîtront les squames un peu moins nombreux que la première fois, et avec eux toute la période d'inflammation et de desquamation. Ceci se passe environ du vingtième au vingt-cinquième jour ; en même temps, se manifestent les prodromes de la saturation dont nous parlions tout à l'heure. Les médecins mettent cette recrudescence à profit, pour indiquer quelques jours de repos ; ce n'est qu'après la seconde ou la troisième saison que l'on voit les squames disparaître complétement.

Tous les malades ne voient pas se manifester chez eux cette série de phénomènes ; nous les avons particulièrement observés chez ceux dont l'affection datait de longtemps et qui se présentait sous une forme grave. Chez deux de mes clients, dont l'affection n'occupait qu'une légère partie du corps et datait seulement de deux ou trois ans, les squames disparurent dans le cours du traitement, du dixième au quinzième jour, sans donner naissance à aucune formation nouvelle. Pas plus que les autres, cette classe de malades n'est exempte des accidents gastriques et nerveux.

J'ai constamment remarqué qu'ils étaient en raison directe de l'affection cutanée. Ils partent, reviennent et disparaissent avec elle.

Le *psoriasis* m'a paru être plus fréquent chez les hommes que chez les femmes : ainsi, sur 8 cas, dont je donne l'observation, 5 ont été observés chez des hommes ; tous avaient passé la trentaine, tous avaient des occupations sédentaires qui les retenaient longtemps dans leurs cabinets ou leurs bureaux.

Je pourrais faire les mêmes observations pour les *eczémas*.

CHAPITRE VI

DES AFFECTIONS RHUMATISMALES

Après les affections de la peau, les maladies que l'on voit le plus souvent à la Bourboule sont les affections rhumatismales. Pour nous, elles ont, dans la plupart des cas, le même principe, la même étiologie ; ce serait peut-être l'occasion de dire quelques mots de l'arthritis et de l'herpétisme, et nous trouverions, dans les cas de rhumatisme que nous avons vus cette année, des matériaux pour justifier ceux qui veulent rapporter toutes les affections de cette nature à l'un ou l'autre de ces deux principes.

Les *rhumatismes* que l'on envoie particulièrement à la Bourboule sont les rhumatismes chroniques et surtout les rhumatismes noueux : j'ai déjà eu l'occasion d'en observer 5 cas ; 2 m'ont surtout paru remarquables, parce qu'ils m'ont offert en même temps chez les mêmes malades une affection cutanée.

C'étaient deux dames, observation XI et XII, chez lesquelles la maladie datait de sept ou huit ans. — La première offrait une couperose (*acnea rosacea*) de la face, la seconde un psoriasis guttata de la main droite. Chez toutes deux le rhumatisme noueux occupait toutes les articulations des pieds et des mains, et surtout les genoux, jusqu'à empêcher la flexion et former une fausse ankylose. Vingt-cinq jours de traitement chez chacune d'elles amenèrent une guérison complète de la dermatose et une grande amélioration dans les articulations, vainement cherchée les années précédentes à d'autres stations thermales. Voici ces observations..

OBSERVATION XI.

Rhumatisme articulaire noueux, fracture récente de l'extrémité inférieure du radius. — Couperose (acnea rosacea) de la face.

Madame H. D..., de Paris, âgée de quarante-neuf ans, est atteinte depuis neuf ans d'un rhumatisme articulaire qui a successivement envahi toutes les articulations. Depuis trois ans environ, il y a une rigidité complète du genou et impossibilité d'exécuter la flexion. A la suite d'une fracture de l'extrémité inférieure du radius, arrivée seulement il y a trois mois, il est survenu aussi une rigidité excessive dans le poignet droit. Déjà, antérieurement, en 1867 et 1868, cette dame avait fait sans aucun succès ni amélioration deux saisons à Bourbonne-les-Bains; cette année, sur la recommandation d'un de nos confrères distingués de Paris, le docteur Richard, professeur agrégé de la Faculté de médecine, elle nous est adressée à la Bourboule, où elle arrive le 7 août 1869. Outre son rhumatisme articulaire multiple, nous constatons une couperose *acnea rosacea*, datant aussi de plusieurs années.

Elle commence immédiatement son traitement : bains à

35 degrés, d'une demi-heure; douches à 52 degrés pendant cinq minutes, immédiatement après le bain, boisson, 2 verres par jour. Au dixième jour, la flexion du poignet peut s'exécuter très-facilement, et quoique les genoux ne puissent encore fléchir, elle fait tous les jours, à son grand étonnement, 6 kilomètres. Elle part le 4 septembre après avoir pris 25 bains et autant de douches, notablement soulagée et dans un état d'amélioration qu'elle avait vainement cherchée ailleurs; sauf les genoux qu'elle ne peut entièrement fléchir, toutes les autres articulations sont complétement dégagées; la couperose a aussi disparu. Elle compte revenir l'année prochaine.

OBSERVATION XII.

Rhumatisme articulaire noueux; psoriasis de la main droite.

C'est encore un cas d'arthritis : Une dame âgée de quarante-trois ans, adressée par M. Bazin, de Paris. Malade depuis huit ans, dont toutes les articulations des mains sont tuméfiées et gonflées, et dont les genoux, fortement ankylosés, ne peuvent subir aucun mouvement de flexion. La marche est chez elle très-pénible; elle nous présente en même temps un psoriasis guttata sur la main droite. Elle commence son traitement le 14 août 1869 : bains à 35 degrés d'une demi-heure, boisson, deux verres par jour. Je ne permets pas les douches les premiers jours à cause de l'acuité des douleurs; le quatrième jour, on commence les douches à 48 degrés seulement; dès le dixième jour de traitement, le psoriasis de la main était entièrement disparu. Après vingt-cinq jours de traitement, elle quitte la

Bourboule grandement améliorée, pouvant marcher et fléchir un peu les genoux. Avant son séjour à la Bourboule, elle avait essayé sans aucun soulagement les eaux d'Allemagne.

Un troisième cas de rhumatisme chronique mérite encore d'appeler notre attention ; c'est aussi une de ces manifestations de double diathèse se confondant en une seule, l'arthritis ; c'est une de ces phthisies goutteuses entrevues par Michel Bertrand, et dont il signalait la guérison possible aux eaux du Mont-Dore. La voici telle que je l'ai observée.

OBSERVATION XIII.

Rhumatisme articulaire noueux ; empâtement considérable de la main droite ; tuberculisation au sommet des deux poumons. — Amélioration.

C'est une femme âgée de quarante-neuf ans, femme de chambre dans une grande maison, malade depuis six ans, offrant un rhumatisme articulaire chronique des mains, des pieds et une tuméfaction avec empâtement assez considérable des genoux et des coudes. Les doigts affectent une courbure vers le bord interne de la main ; l'auscultation me fait découvrir des craquements nombreux au sommet des deux poumons avec râles muqueux signalés par M. le docteur Isambert qui me l'adresse à la Bourboule ; il y a même dans son esprit quelques doutes sur une manifestation syphilitique antérieure.

Le 15 juillet elle commence son traitement : bain à 32 degrés d'une demi-heure, douches de dix minutes sur les mains et les jambes avec arrosoir fin, deux demi-verres de boisson par jour, source Choussy. Au sixième jour les phénomènes thoraciques s'étaient sensiblement modifiés, le catarrhe bronchique, les râles muqueux avaient entièrement disparu. Le douzième jour, les douleurs sont considérablement diminuées, l'empâtement périarticulaire tend chaque jour à disparaître. Elle part le trentième jour complétement guérie de son rhumatisme, mais gardant de son affection de poitrine, du souffle prolongé très-limité en avant à gauche, complétement débarrassée de son catarrhe chronique qui durait depuis trois ans.

Les deux autres cas de rhumatisme étaient seulement chroniques et noueux ; ils n'offraient rien de particulier et ont obtenu une prompte guérison, je n'ai pas cru utile de les rapporter. Une de ces malades revenait pour la troisième fois à la Bourboule. Comme presque toutes les eaux thermales les eaux de la Bourboule guérissent rapidement les rhumatismes, comme bien d'autres elles ne mettent pas à l'abri des récidives. Néanmoins nous pouvons dire qu'elles conviennent parfaitement aux rhumatismes chroniques, surtout à ceux compliqués de diathèse herpétique et strumeuse, la dernière observation nous autoriserait à ajouter : aussi à ceux compliqués de tuberculose.

PHÉNOMÈNES PATHOLOGIQUES.

Si nous étudions la série des phénomènes produits pendant la cure, nous voyons au début, les premiers jours, les malades ressentir une fatigue excessive et éprouver souvent une grande exacerbation dans leurs douleurs ; la malade de la XIIe observation a souvent été obligée de rester couchée une partie de la journée, et souvent de suspendre le traitement pendant un ou deux jours. Les phénomènes critiques cessent vers le dixième jour, les douleurs se calment comme par enchantement, l'empâtement diminue subitement et les malades peuvent suivre jour par jour l'amélioration rapide produite par le traitement thermal.

Les douches fines en arrosoir et en pluie, longtemps prolongées, 10 ou 15 minutes et à haute température, réussissaient parfaitement à détruire l'empâtement articulaire en quelques jours. J'ai surtout retiré un très-bon effet de la douche administrée immédiatement après le bain; elle produisait de grandes diaphorèses, extrêmement utiles dans le traitement des rhumatismes. On peut pour cette classe de malades faire durer la saison un peu plus longtemps, environ une trentaine de jours, souvent même au delà, en ayant soin d'intercaler un repos de cinq ou six jours. Chez eux aussi, nous avons dû souvent tenir compte des phénomènes physiologiques, déjà signalés précédemment.

CHAPITRE VII

DES AFFECTIONS PRODUITES PAR LÉSION DES FONCTIONS DE NUTRITION.

Sous ce titre nous comprendrons :

1° Les lésions produites par altération et déperdition dans la composition des éléments histologiques du sang et des tissus, telles que l'anémie, la chlorose et les fièvres intermittentes ;

2° Les lésions produites par des néoplasies ajoutées à ces mêmes altérations primitives et constituant les diathèses proprement dites.

Affirmer que toutes ces affections trouvent à la Bourboule une amélioration et souvent une guérison, c'est énoncer une chose connue depuis longtemps, et pour ainsi dire banale, dont on pourrait facilement se rendre compte en lisant la composition de ses sources. Leur base chlorurée sodique, leur grande analogie avec les eaux marines, leurs éléments ferrugineux, les sels arsenicaux qu'elles contiennent, m'avaient depuis longtemps fait comprendre qu'elles devaient agir merveilleusement dans ces maladies, qu'elles devaient avoir une puissante action modificatrice et reconstituante; plus tard, il y aura à étudier quel est ce mode d'action; aujourd'hui, je me borne à en signaler les effets.

Commençons par l'anémie; je n'en citerai qu'un cas.

OBSERVATION XIV.

M. L..., de Paris, âgé de trente-cinq ans, a vu sa santé fortement ébranlée par de longues et pénibles navigations; il avait été atteint du scorbut, et je l'avais plusieurs fois soigné pour des gastralgies, des coliques, des hépatiques et des névroses de toutes sortes.

L'anémie était extrême et les forces s'en allaient chaque jour : je lui conseillai de venir me trouver à la Bourboule.

Chez lui, le traitement (bains à 30 degrés pendant vingt minutes, douches horizontales sur la colonne vertébrale pendant cinq minutes), fut d'abord très-pénible; et, vers le dixième jour, je fus contraint de suspendre le traitement pendant deux jours. Il survint de l'embarras gastrique, un grand abattement et un découragement profond. Le malade voulait s'en retourner chez lui; sur mes instances, il persista, reprit son traitement, et vit les forces succéder rapidement à sa grande faiblesse. Il partait au bout de vingt-deux jours, guéri, heureux et content comme je ne l'avais pas vu depuis trois ans que je le soigne. Depuis son retour à sa campagne, à la suite de fatigues excessives, il a eu une légère gastralgie qui a duré deux jours; il m'écrit aujourd'hui qu'il est complétement rétabli, et se félicite d'avoir suivi mes conseils.

J'ai observé plusieurs anémiques et chlorotiques, des

jeunes filles ou des jeunes femmes : toutes ont éprouvé un bien réel de leur traitement à la Bourboule. Je ne crois pas utile de relater ici ces observations ; dans le même ordre d'idées, je pourrais encore mentionner deux cas de fièvres intermittentes rebelles au sulfate de quinine, et qui, après quinze jours de traitement, ont vu les accès cesser complétement. Déjà, depuis longtemps, la réputation de la Bourboule était faite à ce sujet, et la fameuse source des Fièvres, aujourd'hui tarie, était surtout employée à cet usage : je veux seulement faire observer qu'aujourd'hui, malgré l'absence de la source des Fièvres, la guérison des fièvres intermittentes semble s'y faire comme par le passé.

Arrivons de suite à l'étude des diathèses : la première, dont je veux vous entretenir, est la scrofule, cette affection si variée, si diverse dans ses formes et ses manifestations, et qui peut être considérée à bon droit comme le triomphe de la Bourboule. Chaque année on compte dans cette classe de malades les succès par centaines ; et, certes, si les eaux étaient plus connues, s'il y avait un peu plus de confortable à la station thermale, c'est là qu'il faudrait envoyer tous ces malades qui vont demander en Allemagne des secours, des guérisons qu'ils trouveraient d'une manière bien plus efficace à la Bourboule. Ces eaux chlorurées sodiques et si fortement arsenicales, répondraient aux indications bien mieux que Kreutznach, Ems, Nauheim, et tant d'autres préconisées par nos confrères d'outre-Rhin.

Je ne veux pas dire qu'il faille y envoyer toutes les affections scrofuleuses, sous toutes les formes et à toutes les périodes ; j'ai, au contraire, pas mal de restrictions à faire à ce sujet. Lorsque la scrofule se montre à l'état aigu, je crois qu'il ne faut pas envoyer les malades à la Bourboule, pas plus qu'aux autres eaux minérales. Pendant une dizaine d'années, j'ai eu l'honneur de suivre, comme aide, la pratique particulière de mon excellent maître, M. le professeur Nélaton; constamment j'ai vu avec lui que toutes les fois que les parents voulaient, malgré lui, conduire aux eaux minérales ou bien aux bains de mer les enfants atteints de tumeurs blanches, coxalgies, etc., pendant la période aiguë, constamment il y avait des insuccès; à cette période, aucune eau minérale ne peut remplacer l'immobilité et la compression obtenues par l'appareil ouaté, amidonné.

Il faut attendre que la douleur soit complétement passée, que le ramollissement et la suppuration des os aient disparu; c'est à ce moment que les eaux de la Bourboule seront particulièrement efficaces; si par hasard il persiste une nécrose, un séquestre, rarement il se passe une quinzaine de jours de traitement sans que ce corps, devenu étranger, ne soit éliminé tout seul et sans le secours d'aucun instrument. Je le répète, c'est lorsqu'on s'est écarté de ces principes, que l'on a vu les insuccès, et si les eaux de la Bourboule n'ont pas donné tout ce que l'on en attendait, dans le traitement des coxalgies et des tumeurs blanches, c'est que presque toujours on les avait envoyées trop tôt.

Je ne donnerai pas les observations de scrofule que j'ai observées cette année; ce serait trop étendre le cadre de ce travail. Les succès de la station sont trop connus pour qu'il y ait besoin d'insister; je vais actuellement passer à une autre affection qui a de nombreuses connexions avec la scrofule, et que quelques médecins n'ont pas craint de renfermer sous une même diathèse : je veux parler de la tuberculose ou de la phthisie.

DE LA PHTHISIE.

En 1862, dans une lecture faite devant la Société d'hydrologie, sur le traitement de la phthisie par les eaux d'Auvergne, un honorable membre de cette Société, M. le docteur Allard, de Royat, laissait entrevoir la possibilité de traiter avec succès, à la Bourboule, certaines espèces de phthisie, principalement celles qui se déclarent chez des sujets lymphatiques. Depuis cette époque, faute d'une installation thermale suffisante, ou pour toute autre cause, ou par défaut de persuasion, personne n'avait encore songé à faire une application sérieuse de ces eaux contre cette maladie ; je ne crois donc pas m'écarter de la vérité, en avançant que le premier j'ai eu l'honneur d'importer à la Bourboule les affections des voies respiratoires et particulièrement la phthisie.

La grande analogie de ces eaux avec celles du Mont-Dore, le succès constant de ces maladies à cette station, succès qu'aujourd'hui on n'hésite pas à mettre sur le compte de l'arsenic, les heureux résultats qu'avait obtenus à Paris dans l'emploi des eaux de la Bourboule à domicile, M. Gueneau de Mussy, l'heureuse application de la méthode arsenicale dans ces mêmes affections, par M. Moutard-Martin, m'avaient suggéré l'idée d'aller étudier leurs effets à la station minérale. Quelques confrères ont bien voulu m'adresser des malades affectés de phthisie, de bronchite ou de laryngite chronique ; je demande la permission de résumer en quelques lignes ces observations qui m'ont paru intéressantes à plus d'un titre, et dont la publication sera faite postérieurement. J'ai reçu cette année à la Bourboule cinq malades atteints de phthisie, deux hommes et trois femmes.

OBSERVATION XV.

Phthisie laryngée et pulmonaire; première saison à la Bourboule. Grande amélioration.

Le premier malade est un jeune homme de vingt-huit ans, malade depuis dix, offrant en même temps une tuberculisation des deux sommets et une laryngite chronique avec catarrhe aigu du larynx. Depuis un an il a eu plusieurs hémoptysies. J'ai cru devoir le soumettre au traitement suivant : chaque jour demi-bain à 30 degrés pendant vingt minutes, suivi d'un bain de pieds à eau courante pendant cinq minutes. Deux heures après, séjour dans la salle d'inhalation pendant vingt minutes ; pulvérisations laryngées, deux fois par jour ; boisson, deux verres chaque jour de la source Choussy. Pour organiser le traitement de ces affections, je me suis rapproché autant que possible de celui que l'on pratiquait au Mont-Dore et qui avait été indiqué par Michel Bertrand ; j'ai pensé qu'il fallait, autant que possible, faire une révulsion énergique extérieure, j'ai employé les demi-bains, les douches, et n'ai pas craint non plus d'employer les bains entiers ; j'ai remarqué comme M. Gueneau de Mussy, qu'il y avait souvent avantage et qu'ils fatiguaient moins le malade et l'exposaient moins à des refroidissements.

Chez mon malade, dès le dixième jour du traitement, le catarrhe laryngé avait entièrement disparu, l'amélioration suivait une marche rapide, et, sauf deux légères récidives causées par des imprudences, il part après vingt-deux jours de traitement, les forces rétablies, n'offrant plus qu'une légère matité au sommet gauche et ne conservant de sa laryngite qu'une coloration grisâtre des cordes vocales à leurs deux extrémités, et une légère rougeur des replis aryténoïdiens dont j'eus bientôt lieu de constater l'entière disparition à Paris.

M. le docteur Isambert, qui avait bien voulu m'adresser ce malade, a constaté comme moi, à son retour, la grande amélioration survenue chez lui sous l'influence du traitement de la Bourboule. Malheureusement cette amélioration ne s'est pas maintenue complète cet hiver ; je l'ai revu à la fin du mois de mars 1870, il toussait beaucoup ; l'examen laryngoscopique me fit voir une récidive de la laryngite chronique, les cordes vocales étaient entièrement grisâtres et présentaient de légères ulcérations. Signalons toutefois l'absence du catarrhe laryngé et l'amélioration persistante de la poitrine. Il doit venir cette année faire une nouvelle saison à la Bourboule.

OBSERVATION XVI.

Phthisie pulmonaire datant de trois ans ; hémorrhagies antérieures. Amélioration.

Cette observation est encore plus remarquable que la précédente à cause des effets produits par le traitement. C'est un jeune homme, âgé de vingt-sept ans; malade depuis trois ans, et qui m'arrive dans les plus mauvaises conditions ; il m'est adressé par mon bon confrère, le docteur Marchal (de Calvi) : il est pâle, faible, anémique, il a des sueurs nocturnes et des crachats hémoptoïques. Les deux sommets sont atteints à des degrés différents : à droite commencement d'induration, à gauche des gargouillements nombreux; il a souvent eu des hémoptysies, l'oppression est considérable et la faiblesse telle que je suis obligé de m'y prendre trois fois en trois jours différents pour faire un examen complet. A cause de cette faiblesse je modifie un peu mon traitement, je supprime la salle de pulvérisation, je me contente de demi-bains, de pulvérisations locales et de deux verres de la source Choussy par jour. Dès le neuvième jour du traitement une partie des râles muqueux avaient disparu, les crachats avaient notablement diminué ; dès le quatorzième jour la sonorité était revenue ; sous les clavicules il n'y avait plus d'oppression, et le dix-septième jour les forces étaient si bien revenues, qu'il pouvait monter à cheval et faire une promenade de deux heures. Il part le vingt-troisième jour après son arrivée, supportant facilement mon examen et se croyant entièrement guéri. Il n'en est malheureusement pas ainsi ; mais, enfin, une partie des phénomènes morbides ont disparu ; l'induration du poumon droit n'existe plus ; seuls persistent quelques râles muqueux, et de l'expiration prolongée à gauche ; c'est un cas intéressant à suivre, il serait à désirer qu'il revînt l'année prochaine compléter cette cure si heureusement commencée.

L'observation suivante, XVIIe de ce mémoire, est encore un cas de phthisie grave, améliorée notablement par les eaux de la Bourboule. J'ai eu déjà l'occasion de parler de cette malade à l'occasion du rhumatisme articulaire (1), et faisais remarquer alors qu'il y avait chez cette malade un ensemble de phénomènes qui pouvaient permettre de rapporter cette tuberculose à l'arthritis. Chez cette femme, dont les deux sommets offraient de nombreux craquements, dès le sixième jour du traitement le catarrhe bronchique avait disparu. Au trentième jour, lors de son départ de la Bourboule, plus de râles muqueux, plus de craquements, seulement du soufle prolongé au sommet gauche.

En même temps, grande amélioration du rhumatisme et cessation complète des douleurs.

OBSERVATION XVII.

Phthisie laryngée, tuberculisation du poumon droit au début. — Guérison.

La quatrième observation de tuberculose est celle d'une dame que je soignais à Paris, depuis deux ans, pour une laryngite chronique, compliquée d'une lésion du poumon droit, induration du sommet. La maladie remontait à sept ans environ. Depuis un an je l'avais soumise, à Paris, aux eaux de la Bourboule ; au moyen du laryngoscope j'avais pu suivre les progrès d'amélioration de la laryngite, en même temps que l'auscultation m'indiquait ceux du poumon, sous l'influence de cette médication. Pour compléter la cure, je la fais venir cette année à la Bourboule ; pendant vingt et un jours elle fut soumise aux demi-bains, aux douches et pul-

(1) Voyez observation XIII, page 34.

vérisations laryngées et à deux verres d'eau de la source Choussy par jour. A son départ les forces étaient revenues ; un point de côté, à l'épaule droite, était disparu, et, sauf moins d'élasticité dans le poumon droit et un peu moins de force dans le murmure vésiculaire de ce côté, je pouvais la considérer comme guérie. Je l'ai revue quatre fois depuis son retour à Paris, et l'amélioration s'était maintenue ; néanmoins elle doit revenir l'année prochaine à la Bourboule.

OBSERVATION XVIII.

Phthisie commençante; fistule à l'anus, amélioration sensible de la poitrine; réapparition des forces et des règles; cicatrisation rapide de la plaie.

Ma cinquième malade est une jeune Brésilienne, âgée de vingt-cinq ans, opérée depuis six semaines d'une fistule à l'anus, dont la plaie n'était pas encore cicatrisée, ayant de temps à autre des pleurésies suspectes, chez laquelle M. Gueneau de Mussy avait admis une phymatose encore peu développée et stationnaire, et qui, par intervalle, devient le centre d'un travail congestif, donnant lieu à des symptômes thoraciques plus ou moins marqués. Ainsi, cet hiver, il avait assisté à une de ces congestions avec pleurésie sèche ; il l'envoie à la Bourboule dans l'espérance que ces eaux seront propres à assurer une délimitation définitive de cette néoplasie et à combattre l'élément strumeux qui existe chez elle.

Elle a été soumise au traitement ordinaire; malheureusement elle est restée trop peu de temps à notre station (quinze jours seulement) pour que je puisse espérer que l'amélioration survenue pendant un séjour aussi court ne soit pas suivie de nouvelles récidives.

Malgré ce court séjour, il faudra reconnaître avec nous, la grande amélioration survenue dans l'état général de la malade, les forces réelles succédant à un état de faiblesse et de prostration durant depuis quelques mois, la gaieté succédant à une tristesse relative, les règles, réapparues après un intervalle de six mois, venant donner les premiers symptômes d'un prochain rétablissement général, la cicatrisation prompte et rapide de la plaie de l'anus ; enfin, comme phénomènes locaux et thoraciques, la disparition presque complète des accidents qui avaient si fort inquiété notre savant maître, et pour nous l'espérance d'une guérison complète si la malade veut continuer l'usage interne des eaux de la Bourboule.

Pour elle ces eaux ont été toniques reconstituantes et en faisant disparaître les phénomènes d'anémie et d'atonie, elles ont tendu à éliminer les prodromes de diathèse, plutôt soupçonnée que perçue par l'éminent observateur qui m'avait adressé cette malade.

Dans ces dernières observations, je ferai remarquer les changements rapides survenus sous l'influence des eaux de la Bourboule. On y voit une série de phénomènes transformant en peu de jours ces néoplasies commençantes, et permettant d'espérer la guérison, lorsqu'on n'a pas attendu que la maladie ait atteint sa dernière période pour les soumettre à ce traitement.

Déjà, Messieurs, avant moi, dans cette Société, vous vous êtes occupés de la cure de la phthisie par les eaux arsenicales. M. Allard, que je citais au début de cet article, vous avait fait entrevoir la possibilité de guérir cette terrible affection, et déjà il avait fait entendre dans cette enceinte le mot d'arthritis ; il avait pu, sans trop de protestation, dire qu'il n'y avait pas que des phthisies essentielles ; à l'exemple de Michel Bertrand, de Richard Morton, de M. Bazin, il avait admis des phthisies arthritiques, des phthisies goutteuses, et, si je ne me trompe, il n'était pas loin d'admettre des phthisies scrofuleuses.

Pas plus que M. Allard je ne voudrais nier les phthisies essentielles, mais je crois que le nombre en deviendra tous les jours plus restreint, je crois que si l'on veut bien étudier les antécédents des malades, ceux de leurs ascendants, il faudra souvent rapporter à une autre diathèse ces symptômes de tuberculose, qui ne sera souvent que la dernière évolution, la transformation ultime de la constitution morbide.

Tout le monde admet aujourd'hui la phthisie syphilitique, on est prêt à reconnaître l'existence d'une tuberculose arthritique, herpétique ou strumeuse ; si de tous les phthisiques on élimine d'abord ces quatre principales diathèses, ne croyez-vous pas que le nombre des phthisies essentielles sera considérablement diminué ?

Je sais bien qu'on pourrait retourner la question et n'admettre qu'une seule diathèse, la phthisie essentielle, à laquelle viendraient accidentellement et suivant les idiosyncrasies s'ajouter les phénomènes propres à chaque constitution morbide : c'est un point que je laisse à l'avenir le soin d'élucider. Que ce soit des diathèses spéciales, ou une même maladie sous une forme différente, il y a toujours un fait acquis depuis longtemps dans cette Société : c'est qu'à des formes variées d'une même affection ou à des affections différentes il faudra une médication variée, des eaux minérales différentes à des phthisies lentes, chez des sujets anémiques ou atoniques, on ordonnera de préférence les eaux mixtes bicarbonatées ferrugineuses, celles de Royat. A celles compliquées d'arthrites, d'herpétisme le Mont-Dore, la Bourboule, seront indiqués indifféremment ; pour les scrofuleuses, malgré l'autorité de M. Allart qui préfère les eaux sulfureuses, c'est encore la Bourboule que je choisirais : les succès obtenus dans le traitement général des affections strumeuses par les eaux arsenicales justifieront, je l'espère, cette préférence.

Ainsi donc trois espèces de phthisie sont indiquées comme devant guérir à la Bourboule : les arthritiques, les herpétiques, les scrofuleuses ; je ne parle pas des phthisies essentielles, qui, si l'on tient compte des éléments arsenicaux, doivent certainement y éprouver aussi de l'amélioration.

Dans le petit nombre d'observations dont j'ai pu disposer, je n'ai pas encore assez d'éléments pour pouvoir faire partager ma manière de voir ; j'ai simplement voulu en mettre devant vous les indications principales, renvoyant aux travaux de MM. Gueneau de Mussy et Moutard-Martin pour asseoir vos convictions.

A quelle période faudra-t-il envoyer ces phthisiques, à la Bourboule ?

A la première et à la seconde période, il y aura de grands avantages, et les hémoptysies ne seront pas toujours une contre-indication. Mes deux premiers malades avaient eu antérieurement des hémorrhagies et chez aucun le traitement, tant interne qu'externe, ne les a ramenées.

Cela ne veut pas dire qu'il faudrait y soumettre les malades sujets à des hémorrhagies actives; Michel Bertrand renvoyait impitoyablement ces malades du Mont-Dore. Si nous réfléchissons que la minéralisation de la Bourboule est bien supérieure, il faudra se tenir sur ses gardes et ne les accepter qu'avec toutes réserves. Chez ceux-là, on pourra, avec précaution, employer les révulsifs des extrémités inférieures, les douches et le bain de pieds; il faudra les priver de bains, de douches et de salles de pulvérisation. On pourra essayer encore les salles d'inhalation froide, mais le tout avec une grande prudence. A la première période, comme chez la jeune Brésilienne de M. Gueneau de Mussy, on aura toujours des résultats heureux; à la seconde période, assez souvent les succès seront les mêmes. Je ferai remarquer la rapidité avec laquelle disparaît le catarrhe bronchique. On pourra utiliser cette propriété dans le traitement des autres affections des voies respiratoires.

C'est dans cet ordre d'idées que j'ai engagé deux asthmatiques qui devaient aller au Mont-Dore, à faire leur traitement à la Bourboule. Ils ont obtenu un succès complet, je regrette beaucoup de n'avoir pas pris leurs observations.

Quelques laryngites chroniques ont aussi appelé notre attention : j'ai vu deux laryngites granuleuses ou herpétiques obtenir une prompte guérison par l'emploi de la pulvérisation laryngée et d'eau minérale à l'intérieur.

Je rapporterai une seule observation.

OBSERVATION XIX.

Laryngite granuleuse datant de plusieurs années. — Guérison.

M. A***, de Paris, négociant, âgé de soixante-dix ans, est atteint d'une laryngite chronique depuis plusieurs années. Quatre fois déjà il a été à Cauterets et n'a éprouvé que des améliorations momentanées. Chaque hiver il est pris de quintes de toux continuelles qui le fatiguent beaucoup et le privent complétement de sommeil. Sur mes indications il arrive à la Bourboule le 12 août 1869 : le laryngoscope me fait voir des granulations laryngées et pharyngées considérables, et une rougeur persistante des cordes vocales ; je le soumets aux demi-bains, aux bains de pieds, aux douches laryngées et à deux verres de boisson chaque jour. Après une saison de vingt-deux jours, il part dans un état beaucoup plus satisfaisant. Avec le laryngoscope, je constate la disparition de la rougeur des cordes vocales et la diminution des granulations pharyngées et laryngées. A son retour à Paris au mois de septembre où régnaient des diarrhées épidémiques, il est pris d'une entérite aiguë dont il ne peut se débarrasser avant la fin du mois de novembre. Je l'ai revu dernièrement, il ne tousse plus, n'a eu aucune rechute cet hiver et se considère comme guéri. Depuis bien des années il n'avait éprouvé une telle amélioration.

Je n'étonnerai personne en constatant les succès des affections des voies respiratoires à la Bourboule, aujourd'hui qu'on est fixé sur la valeur de la médication arsenicale dans ces maladies, et la composition des eaux de la Bourboule étant avec cellès du Mont-Dore dans la proportion de un à seize. Les succès devraient être dans cette proportion si les malades étaient aussi nombreux; malheureusement les sujets d'observation ont manqué jusqu'ici. Espérons que dans peu de temps les eaux de la Bourboule mieux connues, la station mieux aménagée, des hôtels plus nombreux et confortables étant construits, nous n'aurons plus rien à envier à la station rivale, et que, comme elle, je pourrais dire mieux qu'elle, nous pouvons contribuer à guérir une foule de maladies réputées jusqu'alors incurables.

FIN

TABLE DES MATIÈRES

FIN DE LA TABLE DES MATIÈRES.

PARIS. — IMPRIMERIE DE E. MARTINET, RUE MIGNON, 2.

www.ingramcontent.com/pod-product-compliance
Ingram Content Group UK Ltd.
Pitfield, Milton Keynes, MK11 3LW, UK
UKHW020427180726
13839UKWH00003B/1397